DISSERTATION MÉDICALE

SUR LES DIFFÉRENS CARACTÈRES

DE LA

FIÈVRE ATAXIQUE,

AVEC

QUELQUES OBSERVATIONS

SUR UNE MALADIE DE CETTE NATURE

QUI A RÉGNÉ SUR LES CÔTES DE CARRY ET DE LA COURONNE

PENDANT L'ÉTÉ DE 1826,

Par E. N. COTTE.

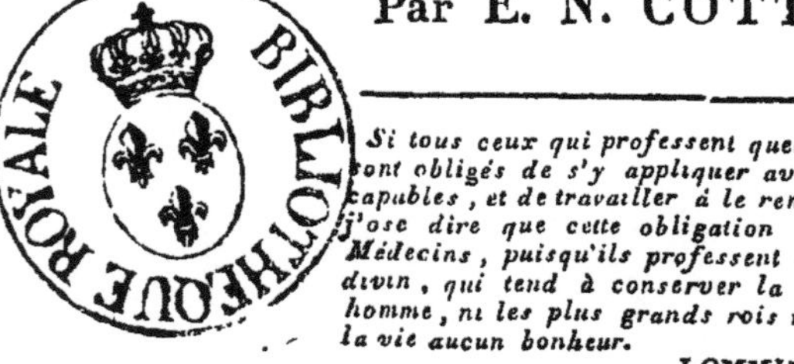

Si tous ceux qui professent quelque art libéral que ce soit, sont obligés de s'y appliquer avec tout le soin dont ils sont capables, et de travailler à le rendre avantageux à la société, j'ose dire que cette obligation est surtout particulière aux Médecins, puisqu'ils professent cet art salutaire et presque divin, qui tend à conserver la santé, sans laquelle aucun homme, ni les plus grands rois même, ne peuvent goûter dans la vie aucun bonheur.

LOMMIUS, au Tableau des Maladies.

A AIX,

DE LA TYPOGRAPHIE DE FRANÇOIS GUIGUE, IMPRIMEUR DU ROI,
RUE DES TROIS-ORMEAUX, N. 5.

1827.

DISSERTATION

MÉDICALE

Sur les différens caractères de la fièvre ataxique, avec quelques observations sur une maladie de cette nature qui a régné sur les côtes de Carry et de la Couronne, pendant l'été de 1826.

CHAPITRE I.

CONSIDÉRATIONS GÉNÉRALES.

SECT. I.re

LA fièvre ataxique est une maladie assez fréquente ; elle regne d'une manière sporadique et épidémique dans tous les pays, sous tous les climats et dans toutes les saisons de l'année ; on la voit dans les villes comme dans les campagnes, sur les montagnes comme dans les plaines ; les vieillards et les jeunes-gens, les riches et les pauvres en sont également attaqués. Cette maladie se manifeste sous différentes formes ; elle offre aussi beaucoup d'anomalies et de variétés dans sa marche. Son invasion est tantôt subite et violente, tantôt lente et progressive. On la voit quelquefois se présenter sous l'aspect d'une simple indisposition, et devenir ensuite promptement funeste. Le caractère insidieux de cette fièvre a été observé par un grand nombre de médecins distingués. M. le professeur Fizes, célèbre par sa longue expérience, dit que la fièvre maligne commence souvent d'une manière cachée, et pour ainsi dire furtive et trompeuse, sans aucune apparence de maladie grave, et qu'ensuite elle change tout d'un coup, et se montre sous la forme d'une maladie mortelle (1). M. le professeur Lieutaud, dont le discernement médical a été justement apprécié, observe également que la première marche de cette fièvre est cachée et équivoque, et qu'elle ne se manifeste clairement que lorsqu'elle a fait intérieurement de grands progrès (2). Le docteur Pringle, qui s'est rendu recommandable sur cette matière, fait à peuprès la même observation : il n'est pas aisé dans le commencement, dit-il, de distinguer cette maladie d'une fièvre ordinaire, ce n'est que lorsque le pouls s'abat qu'on a un indice certain de sa malignité (3). Quelquefois même, dit le savant M. Quesnay, cette malignité ne paraît pas accompagnée de fièvre ; car elle est alors si peu remarquable qu'on peut douter s'il y en a réellement (4). Le pouls, l'urine

---

(1) Traité des fièvres, chap. VI.
(2) Précis de la médécine pratique, chap. I., sect. I.
(3) Observ. sur les malad. des armées, des camps et des garnisons, tom. II, chap. VII, trad. franc., Paris 1771.
(4) Traité des fièvres continues, tom. I, chap. VII.

et la chaleur sont comme dans l'état de santé.
(Sauvages.) Ce célèbre professeur rapporte
que Visone, médecin italien, prétendait qu'on
ne devait pas mettre la fièvre maligne au
rang des fièvres, à cause du manque de fréquence du pouls (5). Dans ce cas, les seuls
signes pyréthiques sont la langueur, l'abattement, le dégoût, le malaise, les vertiges
et quelques autres phénomènes fébriles très-
peu considérables, de manière que le médecin
est quelquefois dans l'incertitude de son
diagnostic. La maladie reste ainsi assoupie
pendant plusieurs jours, et ne déploie souvent
toute sa fureur qu'au moment que le malade
est tombé dans un état de faiblesse irremé-
diable. *Febres malignas in principio statim
cognoscere difficile est, cum malignitas sœpe
diu lateat, et non, nisi ubì vires sumpsit se
se prodat* (Sennert) (6). Mais, comme l'observe M. Lieutaud, on se tromperait si l'on
croyait que la fièvre maligne ne se manifestât
que sous ce caractère, elle marche souvent
à découvert et avec des symptômes qui n'en
imposent pas; en effet, quand cette fièvre
débute de cette manière, elle est alors facile
à reconnaître ; la grande faiblesse qu'elle
imprime d'abord sur les organes du sentiment
et du mouvement volontaire, jointe à un appareil de symptômes graves et insolites qui
l'accompagnent, font assez voir sa malignité.
Les nosologistes divisent la fièvre ataxique

---

(5) Œuvres diverses, tom. I, Nosol., class. II, ordre I
(6) Épit. de febrib., lib. IV, cap. X.

essentielle en continue , en remittente et en intermittente ; nous allons suivre nous-mêmes cette division , et marquer leurs caractères distinctifs.

Caractères genéraux de la fièvre ataxique continue.

§ II.

Les signes précurseurs de cette fièvre sont d'abord peu prononcés ; son invasion s'annonce ordinairement par un malaise général sans aucun symptôme d'affection locale. Les individus qui en sont saisis éprouvent dans le premier temps de la maladie, une pesanteur de tête, des lassitudes , des frissonnemens intérieurs , et un grand engourdissement des membres , de manière qu'ils ont de la peine à exécuter les différens mouvemens du corps. Cet accablement devient ensuite peu-à-peu plus considérable, le pouls plus fréquent que de coutume, et en le touchant on sent sous les doigts des tressaillemens dans les tendons. La peau est chaude et sèche, le système musculaire très-relâché ; il y a une légère exacerbation le soir ou pendant la nuit, accompagnée de somnolence léthargique, de rêvasseries délirantes, de la concentration du pouls. Ces symptômes se soutiennent un certain temps dans un état plus ou moins violent ; ils s'affaiblissent ensuite insensiblement, et laissent enfin le malade dans le même dégré de fièvre qu'il avait auparavant. A mesure que la maladie fait des progrès, les paroxismes se rapprochent,

chaque nouvelle exacerbation dévance l'heure
de celle qui l'a précédée, elle est ordinairement plus longue, de manière qu'elles fi-
nissent par ne plus laisser entr'elles aucun
intervalle. A cette période, le visage se dé-
compose, les sens de la vue et de l'ouïe
s'affaiblissent, la voix s'éteint, les fonctions
intellectuelles se dérangent, l'affection sopo-
reuse augmente, la sensibité diminue, la
langue devient noire, la déglutition difficile,
les dents se couvrent d'un tartre fuligineux,
on apperçoit des tâches pétéchiales livides sur
diverses parties du corps ; le malade est alors
dans un état de prostration des forces extrême,
il reste toujours couché en supination, les
yeux à moitié fermés, et rend les urines et
les selles involontairement sans le sentir.
Telle est à peu-près la marche ordinaire de
la fièvre ataxique continue ; elle se prépare
toujours très-lentement ; ses progrès sont
marqués par une augmentation graduelle et successive de symptômes, son cours est communément très-long, il n'y a jamais de jours
de crise qui la terminent ; quand elle finit
heureusement, elle se dissipe peu à peu, et
à peu-pres de la même manière qu'elle s'etait
formée.

Caractères de la fièvre remittente ataxique.

§ III.

Cette fièvre diffère essentiellement de la continue en ce qu'elle se déclare d'une manière
plus violente, et parvient beaucoup plus promp-

tement á son plus haut dégré d'intensité. Son commencement est d'abord signalé par des mouvemens fréquens d'horripilation, suivis d'anxiétés, de nausées, de vomissemens bilieux et de déjections de même nature. Le malade se plaint de douleur de tête, d'oppression, de la soif; il a le visage have, plombé, la langue sèche, le pouls petit, fréquent, inégal, et perd facilement sa consistance sous la pression des doigts. A ces symptômes se joignent souvent le délire, l'assoupissement comateux, la lypothimie, les convulsions et une diminution notable dans le systême des forces vitales. La durée de tous ces accidens est de douze à quinze heures, ils déclinent ensuite peu-à-peu ; mais cette déclinaison est bientôt arrêtée dans sa marche par l'invasion du paroxisme suivant : au moment où tous les symptômes semblent finir, ils redoublent de nouveau avec plus de force. Ces redoublemens n'ont point d'heure ni de marche fixe ; ils se renouvellent quelquefois tous les jours, et d'autrefois à des jours alternatifs ; mais toujours d'une manière subintrante, au point que la terminaison de l'un coïncide avec le commencement d'un autre. A mesure que la maladie avance, ces paroxismes empiètent toujours plus les uns sur les autres, de façon que le suivant rencontre le précédent moins près de sa fin, et se montre avec une augmentation remarquable de symptômes.

Caractères de la fièvre ataxique intermittente.

§ IV.

Elle se compose de plusieurs accès fébriles, séparés entr'eux par des intervalles plus ou moins longs d'apyrexie complette. Le commencement de chaque accès est caractérisé par des vicissitudes de chaud et de froid, des extensions forcées des membres, des baillemens, des tiraillemens dans les muscles, des crampes ; il survient ensuite un grand froid qui fait trembler tout le corps, pendant lequel le pouls est déprimé, la face est d'une pâleur livide, les extrêmités sont froides ; le malade éprouve des cardialgies, des vomissemens, des défaillances, des mouvemens convulsifs, des absences d'esprit, d'assoupissemens carotiques, et une grande exolution des forces. Cet état dure communément plusieurs heures, il est ensuite remplacé par une chaleur brûlante ; alors le pouls se relève, de petit, serré et profond qu'il était, il devient fort, plein et vaste ; la peau s'assouplit, les sécrétions se rétablissent, l'urine dépose un sédiment briqueté, le visage reprend sa couleur naturelle ; il s'établit ensuite une sueur visqueuse et fétide qui termine l'accès. M. de Grimand dit que pendant le temps de l'apirexie, il reste de la sécheresse de la bouche, beaucoup d'anxiété, d'inquiétude, d'agitation, et une tristesse profonde, qui se marque de temps en temps par des soupirs involontaires (7). L'accès est bien passé ; mais son

____

(7) Cours complet des fièvres, tom. III, chap. IX.

impulsion existe encore, et le lie en quelque sorte à l'accès suivant (Voullonne) (8). La fièvre ataxique intermittente est quelquefois quotidienne, d'autres fois tierce ou quarte ; il arrive même qu'elle prend alternativement ces différens types, mais comme les accès offrent à peu-près les mêmes phénomènes, on ne peut guère regarder cette différence dans l'ordre de leurs retours que comme une simple variété de la même espèce de fièvre. Plusieurs médecins recommandables ont observé que parmi les symptômes qui caractérisent les accès de la fièvre pernicieuse, il y en a toujours un plus grave que les autres, et qu'à mesure qu'il augmente, il sert à faire distinguer cette fièvre d'une fièvre intermittente ordinaire. L'illustre Morgagny est du nombre de ceux qui ont fait cette observation : le symptôme qui constitue la malignité de cette fièvre, dit ce grand médecin, est d'abord assez faible, il augmente peu-à-peu dans chaque accès, et c'est ordinairement au 4.me ou au 5.me accès, ou au 7.me qu'il se présente avec un caractère de violence qui ne peut plus laisser d'équivoque sur la nature de la maladie (9). M. le professeur Voullonne dit également que la dégénération d'une fièvre simple en fièvre pernicieuse s'annonce quelquefois par le nouveau degré d'intensité qu'acquiert à chaque nouvel accès le symptôme qui doit devenir funeste ; mais quel-

---

(8) Mémoire qui a remporté le prix au jugement de l'académie de Dijon en 1782, paragraphe 103.

(9) Epit. 49, n.º 31.

quefois aussi, ajoute-t-il, cette affreuse dégénération se fait tout-à-coup, et au moment où on
doit le moins s'y attendre. Ce symptôme
fatal ne s'était point montré encore ; et en
se montrant pour la première fois, il a presque déjà acquis toute l'intensité dont il est
susceptible (10). Le symptôme pernicieux qui
accompagne la fièvre maligne intermittente,
n'est pas la même chez tous les fébricitans, il
varie chez beaucoup de malades ; les uns
éprouvent une cardialgie atroce ; d'autres
sont tourmentés par une dissenterie terrible ;
il y en a qui tombent fréquemment en défaillance ou dans un assoupissement apoplectique, etc. A cause de cette variété, le célèbre Torti (11) a divisé cette fièvre en sept
espèces différentes qu'il distingue en cardial-
gique, en saporeuse, en syncopale, selon
le caractère du symptôme prédominant ; mais
comme elle se montre sous d'autres affections
également fàcheuses, M. le professeur de
Grimand observe avec raison » qu'on pourrait
» multiplier bien davantage cette division, puis-
» qu'il n'y a point de symptôme ni d'accident
» possible , qui par sa violence ne puisse en
» constituer la malignité ». (Cours des fièvres).

§ V.

Tous les symptômes qui appartiennent à la
fièvre ataxique, ne suivent pas toujours l'ordre
que nous venons d'établir ; ils ne se montrent

______

(10) Ouvrage cité, parag. 105.
(11) Thérapeut., spécial., ad feb. periodicas perniciosæ

pas non plus constamment réunis sur la même
personne ; la diversité des tempéramens, l'irritabilité des individus, la nature des parties
affectées, la diversité des fonctions de ces parties, la quantité du principe délétère, les habitudes du régime ou des exercices qui donnent
plus ou moins de prise à la malignité ; toutes
ces circonstances , dit M. Quesnay, varient
tellement les symptômes que quoiqu'ils dépendent d'une même cause et du même genre
de maladie, il n'est pas possible qu'ils soient
exactement les mêmes dans deux malades :
en sorte qu'il semble par la diversité des
symptômes, qu'il y a dans une telle épidémie , autant de maladies différentes qu'il
y a de malades (12). En effet, on en voit
qui sont continuellement tourmentés par des
douleurs et de dévoimens calliquatifs, tandis
que d'autres se trouvent dans un état d'indolence et de constipation opiniâtre ; l'urine varie
également en qualité et en quantité, elle
est tantôt abondante et tantôt supprimée, sa
couleur est quelquefois érugineuse, trouble
ou sédiusouteuse, et d'autrefois claire, limpide
et sans sédiment. Quel que soit d'ailleurs,
le type de la fièvre ataxique, et la différence des symptômes dont elle peut s'accompagner, il sera toujours facile à un médecin
un peu expérimenté de juger de la nature
de cette maladie par l'incohérence qui règne
ordinairement dans l'ensemble de ces symptômes , et par l'atteinte profonde qu'elle

----

(12) Traité des fièvres continues, tom. II, chap. VII,
art. 10, § IX.

porte sur les propriétés vitales de la sensibilité organique, et de la contractilité musculaire ; la grande faiblesse que le malade
éprouve dans l'exercice de ces propriétés,
lui imprime un sceau d'évidence qui la fait
aisément reconnaître.

CHAPITRE II.

Etiologie de la fièvre ataxique.

CAUSES PROCHAINES.

§ I.

Anciennement les médecins croyaient que
la fièvre maligne était d'une nature différente
des autres maladies physiques ; ils attribuaient
à des causes surnaturelles les accidens extraordinaires dont elle s'accompagne. Plus
tard, on a imaginé que le principe morbifique de cette maladie, était d'une nature
vénéneuse , corrosive , coagulante, narco-
tique, etc. Mais aucune expérience n'a encore démontré l'existence réelle de ce principe. L'opinion des médecins a toujours été
très-partagée sur la cause matérielle de la
fièvre ataxique ; les uns pensent qu'elle
est produite par un amas sabural des
premières voies ; d'autres croient qu'elle dépend de l'acrimonie de la bile ; quelques-
uns l'attribuent à la dégénérence des esprits
animaux ; il y en a qui rejettent toutes ces
dégénérations morbifiques des principes des

fluides, et la rapportent entièrement à l'altération organique des parties solides. Cha-
cune de ces hypothèses est appuyée sur des
preuves assez vraisemblables ; mais aucune ne
paraît être fondée sur des connaissances
certaines ; le célèbre Selle en donne une
preuve incontestable. La diathèse inflammatoire, dit-il, la putridité, la suburre bilieuse ou
pituiteuse peuvent à la vérité se joindre à
cette fièvre ; mais elles n'en contiennent point
la raison suffisante, puisque la destruction
de toutes ces causes ne fait point cesser la
fièvre, qu'elle n'en modère point l'intensité,
et que souvent elle l'aggrave. (Médecine cli-
nique, tom. 1, pag. 27, trad de l'allemand
par M. D. Coray).

Causes éloignées.

§ II.

Quoique également conjecturales, les causes
occasionnelles de la fièvre nerveuse paraissent
être beaucoup plus évidentes. Depuis long-temps
on a observé qu'elle attaquait particulièrement
les personnes qui se livrent à des excès d'intem-
pérance, à des fatigues excessives, à des
veilles immodérées ; celles qui souffrent de
misère ou de peines morales affligeantes en
sont également affectées. Cette maladie atteint
aussi les gens qui sont exposés aux vapeurs
marécageuses ou qui habitent dans des endroits infectés d'émanations putrides. On l'a
vue quelquefois survenir à la suite de grandes
frayeurs ; certaines constitutions atmosphé-

ríques dont on ignore la nature, produisent aussi la fièvre ataxique, et font dégénérer les autres espèces de pyrexies en cette maladie.

L'anatomie pothologique a fait connaître les effets délétères que ces différentes causes peuvent produire sur l'économie animale de l'homme. On trouve souvent dans les cadavres de ceux qui sont morts de la fièvre typhoïde, des traces d'inflammations gangréneuses dans les organes de la tête, de la poitrine et du bas-ventre, ainsi que des épanchemens sanieux ou purulens dans ces différentes cavités ; le cerveau est quelquefois abcédé, et les sinus gorgés de sang noir dissout ou grumelé ; celui qu'on trouve dans les ventricules du cœur et dans les gros vaisseaux, est de même nature. Les poumons sont aussi quelquefois gonflés et couverts de tâches pourprées ou livides ; on rencontre les mêmes désordres dans les viscères de l'abdomen ; les intestins sont souvent percés en divers endroits ; l'épiploon et le foie tombent en pourriture.

L'expérience a appris que la fièvre ataxique était souvent contagieuse ; on a plusieurs fois observé que ceux qui en étaient attaqués la communiquaient aux personnes qui les approchaient ; nous avons eu occasion nousmêmes de faire la même observation. En 1803, une jeune femme du quartier de la Mède, commune de Châteauneuf-les-Martigues, fut à l'Hôtel-Dieu de Marseille pour soigner son mari qui y était malade ; à son retour, elle fut attaquée d'une fièvre violente accompagnée d'un abattement extrême. Appelé le second jour de la maladie, je la trouvai qui

se plaignait d'une grande douleur de tête ;
elle avait la face colorée, la peau chaude
et sèche, la langue muqueuse et rouge sur
ses bords ; le pouls était dur et fréquent,
l'urine de couleur foncée. Nous fîmes une
saignée du bras assez copieuse, le sang offrait
beaucoup de viscosité ; le lendemain, on
réitéra la saignée : mais la malade n'en
éprouva aucun soulagement. Le 4.me jour, elle
avait la bouche pâteuse, la langue chargée,
l'haleine fétide ; il survint des nausées et des
vomissemens spontanés pendant la nuit ; dès
qu'il fut jour, on lui donna un émétique en
lavage, ce remède lui fit rendre une grande
quantité de matières biliformes par le haut
et le bas. La nuit suivante, agitation, insomnie, idées confuses, surdité. Le 6e, le
7e et le 8e même état ; le 9e, perte totale des
connaissances, délire comateux, elle mar-
motait entre ses dents beaucoup de paroles
sans suite ; lâchait fréquemment et sans le
sentir des déjections séreuses, noirâtres, et
d'une odeur insupportable. Le 10.me jour la
peau se couvrit de tâches pétéchiales ; le
visage était pâle, le pouls petit et très-fré-
quent, il battait jusqu'à cent vingt pulsations par minute, et en le touchant on
sentait sous les doigts de fréquens soubresauts dans les tendons du poignet avec des
tremblemens carphologiques des mains. Vésicatoires aux jambes, demi-tasse d'une forte
décoction de quinquina, combinée avec des
substances musilagineuses astringentes ; on
donnait ce remède de quatre en quatre
heures. Le 14.me, le pouls ne battait plus

que 90 fois par minute ; il était presque
réduit à son rithme naturel le 17e. A cette
époque, la dissenterie avait beaucoup dimi-
nué, les pétéchies se dissipaient, et les autres
symptômes disparaissaient en même temps ;
la malade reprit peu-à-peu ses connaissances,
et fut complettement guérie le 23.me jour
de sa maladie. Le père et la mère de cette
femme, tous deux sexagénaires, lui donnaient
sans précautions les soins les plus assidus ;
je les avertis plusieurs fois du danger auquel
ils s'exposaient ; mais ils furent toujours
sourds à mes avis ; l'amour paternel l'empor-
tait sur celui de leur propre conservation.
L'évènement ne justifia que trop les malheurs
que je leur avais prédis ; leur fille était à peine
entrée en convalescence qu'ils tombèrent
malades ; un assoupissement apoplectique
s'empara aussitôt de tous leurs sens; il survint en même temps une constriction spas-
modique du gosier qui les empêchait d'avaler
les boissons qu'on leur coulait dans la
bouche; ils avaient le pouls faible et intermittent, la respiration rare, elle devint peu-
à-peu stercoreuse, et périrent l'un et l'autre
au bout de cinq à six jours. Les trois personnes qui en eurent soin gagnèrent également
le mal, le plus âgé en mourut dans quatre
jours de la même manière, et les deux autres
en échappèrent, après avoir passé par toutes
les phases les plus dangereuses de la maladie.
Plus dociles à mes conseils, les personnes qui
soignèrent ces derniers malades employèrent
toutes les précautions préservatives que j'avais
indiquées ; elles avaient l'attention de tenir

les appartemens propres et aerés , fesaient
usage d'une nourriture fortifiante , se tenaient
bien habillées et se lavaient souvent les mains
et le visage avec un mélange d'eau et de vi-
naigre. Par ces différens moyens hygiéniques ,
elles se garantirent de la contagion de cette
fièvre et empêcherent par conséquent qu'elle
ne se propageât davantage.

CHAPITRE III.

Prognostic de la fièvre ataxique.

§. I.

D'après la gravité des symptômes qui accompagnent la fièvie ataxique, il est facile de juger
combien cette maladie est dangereuse. M. le
professeur Pinel , dont l'autorité est si puis-
sante en matière d'observations cliniques , dit
qu'il ne faut pas se dissimuler de l'éxtrême
danger de cette fièvre et de l'insuffisance dans
quelques cas de tous les moyens que l'expérience et la sagacité d'un médecin éclairé peuvent suggérer (13). En effet , malgré tous ces
moyens , on voit souvent qu'elle est funeste
aux vieillards ; les femmes enceintes ou nouvel-
lement accouchées en réchappent rarement ;
elle est également fatale aux asthmatiques ,
aux scrophuleux, aux scorbutiques, ainsi qu'aux
individus dont la constitution physique est ra-
dicalement usée par l'abus des causes éner.
vantes , ou atteintes de vieilles obstructions

(13) Nosgraph. Philosoph., tom. 1 , ordre V , §. III.

des vicères. Parmi les symptômes qui indiquent souvent une terminaison fâcheuse, on peut regarder l'intensité de la douleur de tête, l'insomnie rebelle comme tres - redoutables ; l'assoupissement comateux où le délire violent ne sont pas moins à craindre ; l'altération des traits de la face fournit aussi une indication défavorable. Le célebre Lommius observe que dans les plus grands maux, un bon visage diminue la crainte, et qu'au contraire un mauvais visage fait tout appréhender dans les maux même les plus legers (14). Cette observation est surtout très-juste à l'égard de la fièvre maligne; on a souvent remarqué que cette maladie se terminait malheureusement quand le malade avait la face décomposée, pâle, livide, les tempes desséchées, les yeux fixes et enfoncés par la violence du mal. L'aphonie, les convulsions, la sécheresse et la noirceur de la bouche sont aussi des symptômes très - alarmans. On peut également tirer des indices pour le prognostic de l'état pathologique de la poitrine et du bas-ventre, l'expérience a appris que la difficulté de respirer et la tension douloureuse de labdomen étaient des signes d'un mauvais présage. Les situations du corps donnent aussi des lumières pour les suites de la maladie ; c'est une mauvaise marque quand le malade reste toujours couché en supination, la bouche ouverte et les jambes étendues, ou qu'il change continuellement de position et qu'il ne se trouve bien dans aucune.

____

(14) Tableau des maladies de Lommius, liv. III, § VI, trad. de M. l'abbé le Mascrier, Paris, 1760.

L'urine noire, l'apparition des pétéchies , le gonflement des parotides ne prédisent rien de bon ; on peut dire la même chose des vomissemens et des déjections fréquentes ; celles qui sont noires, vertes ou sanguinolentes sont de plus mauvaise augure. M. Eller a fort bien observé que toutes ces évacuations n'etaient point critiques et que bien loin d'être salutaires elles agravaient au contraire la violence du mal : dans la fièvre maligne , dit ce grand médecin , les diarrhées, les sueurs , les hémorrhagies du nez qui surviennent dans la vigueur de la maladie , n'apportent aucun soulagement au malade ; on peut porter le même jugement, continue-t-il , des exanthèmes sous quelque forme et sous quelque manière qu'ils se manifestent , ils augmentent plus les symptômes qu'ils ne les diminuent, ainsi on doit les regarder comme symptômatiques plutôt que comme un effet de le nature victorieuse (15). En conséquence, plus il y a de ces symptômes , plus il y a à craindre pour la vie du malade , et la mort est presque inévitable quand, avec ces symptômes , le pouls est concentré, inégal et convulsif ; parvenue à ce dégré de malignité , la fievre nerveuse n'est, pour ainsi dire, plus susceptible de guérison ; toutes les facultés vitales se trouvent alors si profondément affaiblies que les excitans les plus énergiques, ne produisent plus chez elles que des effets passagers. Cependant, on ne peut jamais rien prononcer de certain

---

(15) Journal de Médecine, de Chirurgie , de Pharmacie par M. Roux, janv. 1763 , tom. XVIII , pag. 13.

sur le sort des individus attaqués de cette maladie. Si, comme nous l'avons observé, on a vu périr de ces malades avec les plus belles apparences de guérison, on en a vu aussi qui se sont sauvés à travers les accidens les plus formidables. Cette observation n'a pas échappé à la sagacité de M. le professeur Fizes : il ne faut jamais abandonner une personne attaquée de la fièvre maligne, dit ce célèbre médecin, quoiqu'elle paraisse dans un état désespéré et que la maladie ait résisté à tous les remèdes ; car beaucoup de malades, ajoute-t-il, qui semblaient prêts à rendre le dernier soupir, ont échappé à la mort par un traitement suivi (16). J'ai fourni moi-même un exemple de ces guérisons surprenantes ; il ne sera pas inutile de le rapporter ici. En 1798, il y avait à l'hôpital civil et militaire d'Aix un grand nombre de malades et de blessés. Après les visites et les pansemens nous nous livrions aux dissections anatomiques ; en sortant de l'amphithéâtre nous rentrions à l'hôpital ; nous ne quittions pour ainsi dire les morts que pour approcher de nouveau les malades. Un jour que je pansais une plaie putride de plus mauvais caractère, je me sentis tout-à-coup affecté d'une grande douleur de tête ; bientôt après, j'éprouvai des vertiges et un mal-aise général ; je passai toute la journée sans appetit et dans un état de lassitude accablante ; le soir en me couchant, je ressentis quelques frissons par tout le corps ; le lendemain, je n'eus pas le courage de me lever, et le 3.me jour, je

---

(16) Traité des fièvres, chap. VI.

tombai dans un délire comateux. Les personnes qui me soignèrent m'ont assuré que j'étais resté dans cet état près de trois semaines, que pendant ce temps, j'avais essuyé tous les accidens les plus terribles de la maladie, et qu'on avait plusieurs fois désespéré de ma guérison. MM. les docteurs Arnaud et St.-Étienne, chirurgiens-majors dudit hôpital, voulurent bien me donner conjointement tous les soins que mon état pouvait exiger ; c'est à leur grandes lumières et à leur humanité que je dus mon rétablissement ; j'en conserverai toute ma vie les souveuirs de reconnaissance. MM. les docteurs Raynand et Guirand, alors mes condisciples, eurent aussi pour moi des attentions que je n'oublierai jamais.

§ II.

Après avoir traité des signes qui signalent le danger de la fièvre ataxique, nous allons jeter un coup d'œil sur ceux qui promettent la guérison de cette maladie. On a tout lieu de l'espérer quand le malade n'est ni trop éveillé ni trop assoupi, et qu'il conserve sa connaissance. C'est encore un signe favorable s'il change facilement de situation. Lorsque les hypochondres ne sont ni durs ni douloureux, et que la respiration est aisée, on peut augurer que la maladie se terminera heureusement ; sur-tout, si les évacuations alvines et urinaires se font sans peine, et si les déjections ont de la consistance. Quand le malade sue modérément par tout le corps, c'est encore

un bon signe. On peut tirer la même conséquence du pouls , s'il est toujours égal et
developpé. Malgré toutes ces belles apparences , il ne faut pas néanmoins trop pré-
cipiter son jugement sur l'issue de la fièvre
maligne ; il n'est pas inutile d'observer , dit
le célebre Lommius , que dans cette maladie ,
les signes salutaires sont assez incertains ; en
sorte que souvent une mort imprévue rend
vaines les espérances et les promesses du
médecin qui a trop compté sur ces signes
trompeurs de guérison (17).

CHAPITRE IV.

Thérapeutique de la fièvre ataxique.

§ I.

Comme la fièvre ataxique se manifeste sous
différentes formes, et qu'elle ne suit pas toujours une marche régulière , on ne saurait
établir contr'elle une méthode curative ab-
solument uniforme, fixe et invariable, les indications que l'on pourrait tirer du caractère
spécial de la maladie , se trouveraient souvent
contr'indiquées par la nature des épiphéno-
mènes qui l'accompagnent, par des disposi-
tions individuelles ou par différentes complications. M. le professeur Lieutaud n'a pas
manqué de faire cette remarque : le traite-

______

(17) Tableau des maladies, liv. 1 , § XIII.

ment de la fièvre maligne, dit ce grand médecin, doit être varié ; parce qu'elle prend bien des formes, et est accompagnée d'un très-grand nombre de symptômes qui demandent une conduite toute particulière (18). En conséquence, nous croyons que la meilleure méthode de traiter cette maladie, c'est de se régler sur les différens phénomènes qu'elle présente, comparés avec l'âge, le tempérament et les autres circonstances qui peuvent se rencontrer dans les divers états des malades, et de se conduire dans tous les cas conformément aux règles générales de la thérapeutique ; c'est-à-dire, qu'il faut tâcher de modérer la fièvre quand elle est trop forte ; procurer des évacuations lorsqu'elles sont indiquées ; arrêter celles qui paraissent nuisibles, et relever les forces quand elles sont abattues. Nous allons considérer séparément les caractères de ces différens états, et indiquer à chacun les moyens que l'art emploit pour les combattre. Mais pour mettre de l'ordre dans notre sujet nous saisirons la maladie dans le même sens que nous l'avons prise dans son diagnostic, nous la suivrons dans ses différens types, et dans ses diverses complications.

Traitement médical de la fièvre ataxique
continue.

§ II.

Au premier chapitre, nous avons d'abord observé que cette fièvre prenait quelquefois

---

(18) Précis de la médecine pratique, chap. 1, sect. 1.

toutes les apparences d'une maladie fort douce;
dans ce cas, elle ne présente d'autres signes
morbifiques qu'un fond de tristesse et d'accablement, dont le malade ne peut démêler la
cause; tous ses progrès ne sont marqués que
par l'augmentation graduelle de la langueur,
de l'indolence et de la perte successive des
forces ; les excrétions diminuent, l'exercice
des fonctions devient de jour en jour plus
pénible, le corps maigrit, le visage se dé-
colore, tout semble indiquer que les puissances vitales manquent d'énergie, et qu'elles
ont besoin d'être relevées par des médications
toniques. Cette indication paraît subsister
dans tous les temps de la maladie ; mais ce
n'est guères que dans le commencement qu'on
peut espérer de la remplir avec avantage ;
aussi, avons-nous remarqué, d'après le té-
moignage de plusieurs médecins célèbres ,
que lorsque la fièvre maligne se montrait sous
ce caractère, elle était souvent mortelle ;
parce qu'on ne réclame les secours de l'art
que lorsqu'elle n'est plus susceptible de guérison ; en voici un exemple bien remarquable :
un homme âgé de 45 ans, et d'une constitution robuste, épousa une jeune femme d'un
tempérament très-érotique. Deux mois après
son mariage , il éprouva une perte pécuniaire
qui l'affligea profondément. Des ce moment, il
perdit l'appetit, devint sombre, taciturne,
insensible à toutes les douceurs de l'hymen,
et à ses affaires domestiques. Il était dans
cet état depuis dix jours, lorsque je fus appelé pour le voir ; je le trouvai qui pro-
menait nonchalamment dans sa chambre

en s'appuyant sur un gros bâton qu'il tenait à la main ; il avait le regard triste, rêveur et languissant, le pouls était petit et lent, l'urine claire et peu abondante, il ne venait point à la garde robe ; cependant le ventre était souple, la respiration aisée, il ne se plaignait de rien ; ne demandait ni à boire ni à manger ; si on ne lui eût jamais rien offert, il n'aurait jamais rien pris. Après avoir été instruit de toutes les circonstances commémoratives, je prescrivis une diète analeptique, une potion cordiale à prendre par cueillerées , quelques frictions aromatiques sur toute l'habitude du corps, des distractions agréables , et une tisane sudorifique pour boisson ordinaire. Le malade refusa de prendre ces remèdes ; on n'insista pas beaucoup à les lui donner ; parce qu'on ne le croyait pas mal ; sa femme surtout pensait que ce n'était rien ; *ne soyez pas surpris, me dit-elle, de l'air morne que vous voyez à mon mari; c'est ordinairement son caractère.* Le 13.ᵐᵉ jour son état était encore à peu-près le même, il n'avait augmenté que de faiblesse ; le 15.ᵐᵉ ses forces ne lui permirent pas de se lever du lit ; il resta presque tout le jour couché sur le dos et assoupi ; il ne s'éveillait que lorsqu'on lui donnait à boire, et retombait ensuite dans le même assoupissement. Potion tonique aromatisée, vésicatoires à la nuque du cou et aux jambes, sinapismes aux pieds , frictions tégumentaires avec uue vergette imprégnée d'alcohol vulnéraire camphré et ammoniacé. Le 17.ᵐᵉ , ces remèdes n'avaient opéré aucun effet sensible ; j'annonçai le danger, le ministre de la religion vint aussitôt pour l administrer, il le reçut avec un sourire sardonique. Le 19.me, on s'apperçut que l'intérieur de la bouche était devenu noir, et qu'il éprouvait quelques difficultés à avaler; le pouls s'enfonça le 20.e au soir, les extrêmités se refroidirent pendant la nuit, et la mort arriva le 21 au matin.

Dans cet exemple de fièvre ataxique, il paraît probable que la débilité générale était la cause principale de l'affection morbifique. Tant que cette maladie ne présente pas d'autres caractères, il n'y a pas d'autres indications à remplir que celle qui a pour objet l'excitation et la réparation des forces. Mais il arrive souvent que cette fièvre débute avec des symptômes d'irritation très-considérables ; cet état qui paraît tenir essentiellement du génie phlogistique, est assez reconnaissable à la chaleur brûlante de la peau, à la rougeur du visage, à une douleur plus ou moins vive de la tête ou de quelqu'autre partie du corps, à la fréquence et à la dureté du pouls ; lorsque la maladie se présente avec ces symptômes, M. le docteur Huxam dit qu'il ne faut pas hésiter de recourir à la saignée pour empêcher que la fièvre n'aille trop loin et ne produise des engorgemens inflammatoires au cerveau, au poumon ou dans quelqu'autre partie du corps essentielle à la vie (19). M. Chirac, si connu par ses grandes lumières et ses grands emplois, rapporte que la fièvre maligne qui fit tant de ravages à Rochefort en 1694, se manifestait avec les ca-

____

(19) Essai sur les fièvres, chap. VI, pag. 143.

4

ractères des affections inflammatoires , et que
les saignées y étaient souvent salutaires (20).
Cette opération est encoie nécessaire dans les
cas où quelqu'évacuation sanguine habituelle
aurait été supprimée avant l'invasion de la
maladie , et que l'on aurait une juste présomp-
tion que l'état de pléthore gène la circulation.
Les signes qui décident la nécessité de la première saignée , servent de guides pour les saignées subséquentes; on doit la réitérer tant qu'il
paraît y avoir un excès d'exhaltation dans les
propriétés vitales du système vasculaire , surtout si avec cette exhaltation , il y a quelque
apparence de mouvement fluxionnaire dirigé
sur quelque organe intérieur , ou qu'après un
relentissement passager de ce mouvement , il
reparaît encore avec le même appareil. M. le
professeur Fizes le recommande expressément.
Ce n'est pas seulement au commencement de
la maladie qu'il faut saigner, dit ce savant
médecin, mais encore dans les progrès du mal
et surtout dans le fort des redoublemens ; il
faut même la réitérer lorsque la violence de la
maladie et les symptômes qui surviennent
désignent des inflammations des viscères for-
mées ou prêtes à se faire (21). Tant que le
principe inflammatoire n'affecte aucun organe
par préférence , les saignées du bras suffiront
pour le combattre ; mais lorsque ce principe
prend un siège fixe et déterminé , il faut y
joindre les saignées locales et les faire le plus
près possible de l'endroit attaqué. Le médecin

---

(20) Traité des fièv. malig., des fièv. pestilent. et auties ,
tom. II, chap. I, sect. XXI ; chap. II , sect. I. Paris 1722.
(21) Traité des fièvres, chap. VI, pag. 116.

parviendra toujours à reconnaître la partie qui
est particulièrement enflammée par la lésion
des fonctions de cette partie et par la douleur
plus ou moins sensible que l'inflammation y
excite; ainsi, il appliquera des sangsues à la
tête quand la céphalgie, le délire ou l'assoupissement indiqueront que les organes ence-
phaliques sont spécialement affectés; il fera
la même chose sur la poitrine, lorsque la toux,
l'anxiété et l'oppression dénoteront que la
cavité thorachique devient le foyer de la
congestion sanguine; et si la tension douloureuse de l'abdomen annonce que l'engorgement
se fait dans cette capacité, il fera ces applica-
tions sur les diverses régions du bas-ventre.
M. Broussais a fait connaître tous les avantages
qu'on peut retirer de ces saignées dans ces différentes circonstances; je ne saurais mieux
faire que renvoyer le lecteur à l'ouvrage de ce
savant médecin.

§ III.

Indépendamment des symptômes inflammatoires qui accompagnent quelquefois la fièvre
ataxique continue, il arrive souvent que cette
maladie est encore compliquée d'embarras
gastriques. Cette affection des premiéres voies
se reconnaît à un enduit jaunâtre et fuligineux
qui recouvre la langue; le malade éprouve une
douleur sourde à la région épigastrique; il a
des nausées, des rapports aigres ou nidoreux,
l'haleine fétide et une saveur amarescente à la
bouche. Lorsque ces signes apparaissent avec
la fièvre, on peut être assuré que l'émétique

est indiqué; il convient de donner promptement
ce remède, si rien ne s'y oppose : 25 grains
d'épicacuanhe en poudre ou deux grains de
tartrite antimonié de potasse, étendus dans
cinq à six tasses d'eau tiède suffisent ordinairement pour satisfaire à cette indication. Les
malades se trouvent presque toujours soulagés
après l'administration de ce remède. Le célèbre
Sydenham dit que par ce moyen on prévient
le dévoiement, et que c'est faute de ne l'avoir
pas employé dans le commencement que cet
accident dangereux survient dans le cours de
la maladie (22). M. le professeur Cullen observe
qu'indépendamment des évacuations salutaires
que les vomitifs procurent dans les fièvres, il
résulte de leur action sur les fibres musculaires
de l'estomac des effets secondaires qui conti i-
buent beaucoup à la guérison de ces maladies (23).

Les praticiens recommandent aussi de purger
les malades attaqués de la fièvre maligne,
quand le mouvement tonique du canal intes-
tinal paraît affaibli et opprimé par la présence
des matières excrémenteuses. Le célèbre
Huxam, médecin d'une expérience très-éclairée, dit qu'il ne faut pas craindre d'employer
ce moyen dans quelque temps de la fièvre que
ce soit, lorsqu'il est indiqué par l'amertume de
la bouche, les maux de cœur, les rapports
fétides, la trop grande constipation, l'enflure
du ventre, les barborigmes, les tranchees (24).

----

(22) Médecine pratique, traduct. de M. le professeur
Jault, sect. I, chap. 4, n.° 9.

(23) Médecine pratique, traduct. de M. le professeur
Bosquillon, § 172 et suiv.

(24) Essai sur les fièvres, chap. VIII.

En pareilles circonstances, on peut également avoir recours à des lavemens laxatifs pour remplir la même indication. M. Chirac dit » qu'il n'y a guere d accidens qu'il faille » combattre avec plus de soins que la suppres- » sion du ventre, et que la maladie est moins » à craindre quand cette voie est libre ». *Traité des fièv. malig. pestilent.* , etc.

§ IV.

Nous venons de voir d'après plusieurs médecins célèbres que les saignées , les émétiques , les purgatifs sont quelquefois nécessaires dans le traitement de la fièvre ataxique continue, quand cette maladie est compliquée d'inflammations ou d'embarras gastriques. Mais, comme l'observe M. le professeur Pinel, dans la plupart des cas ces complications n'ont point lieu, ou bien la débilité est si extrême qu'il serait dangereux de recourir à un évacuant, comme l'ont remarqué Stoll et Huxam (25). Dans ces cas , dit M. Grimaud , l'indication prise de l'état de faiblesse doit passer avant toutes les autres indications , autrement la maladie pourrait devenir promptement mortelle (26). Ainsi , d'après les résultats d'une expérience générale , si dans une constitution épidémique de la fièvre maligne , on a des indices qu'un individu atteint de la fievre subira la maladie régnante , et que les premiers symptômes qui se manifestent tiennent essentiellement à l'altération de la sensibilité et de l'irritabilité des

---

(25) Nosographie philosophique , tom. I, ordre V, § III.
(26) Cours complet des fièvres, tom. III, chap. IX.

puissances motrices, tels que l'extrême prostration des forces, la dépression du pouls,
les soubresauts des tendons, les déjections
séreuses, les sueurs colliquatives, le pétéchies,
la sécheressse de la langue, l'assoupissement,
les défaillances, les convulsions, etc. On
doit aussitôt invoquer les febrifuges et les
médications toniques ; par ces moyens, on
peut empêcher le dévelopement complet de la
maladie, en arrêtant pour ainsi dire, d'avance
les accidens fàcheux qui pourraient survenir.
Nous tenons de notre propre expérience
quelques observations cliniques qui déposent
en faveur de cette assertion Pendant l'été
de 1818, la fièvre ataxique continue regna
épidémiquement dans toute la vallée de St -
Pierre, commune du Martigues ; les symptômes qni l'accompagnaient paraissaient ap-
partenir spécialement aux lésions des diverses
propriétés vitales. Tous les individus qui en
étaient attaqués, se trouvaient d'abord dans
un état de langueur et d'abattement considérable ; ils éprouvaient des anxiétés, des vertiges, des nausées, des douleurs vagues dans
tous les muscles, et principalement dans le
gras des jambes. La peau était sèche, les
chairs flasques, la langue se couvrait d'une
mucosité jaunâtre ou fuligineuse ; elle était
quelquefois sèche sans soif. Le pouls assez
fort dans le commencement, se concentrait
et devenait petit dans peu de temps. Cette
fièvre avait tous les soirs un redoublement
qui devenait chaque jour plus fort et plus
long ; elle augmentait ainsi graduellement,
et prenait dans plus ou moins de temps,

tous les caractères typhoïdes. Ce second de-
gré commençait le 5.me ou le 6.me jour par
un cours de ventre séreux, il apparaissait
souvent des tâches pétéchiales noires sur diverses parties du corps, la tête se troublait,
les remissions devenaient moins apparentes ;
on appercevait bien encore quelque différence
entre les exacerbations ; mais vers le 10.me
jour, cette différence disparaissait entièrement ; les paroxismes se confondaient alors
les uns dans les autres. A cette période de
la maladie, la plupart des malades perdaient
tout-à-fait connaissance ; ils ne sentaient même
plus les besoins de la nature ; leurs évacuations étaient involontaires ; quelques - uns
avaient les yeux troubles, et presqu'insensi-
bles à la lumière ; il y en avait chez qui le
pouls était d'une petitesse et d'une si grande
fréquence qu'on pouvait à peine en compter
les pulsations ; elles se confondaient souvent
avec les frémissemens des tendons.

Pour ce qui regarde le traitement de cette
maladie, la saignée n'était pas avantageuse ;
elle paraissait cependant quelquefois nécessaire chez quelques malades robustes, et dont
la fièvre était plus violente ; mais peu de
temps après l'avoir pratiquée, le pouls devenait plus petit et plus fréquent, elle était
presque toujours suivie de défaillance ; le
sang n'offrait point de viscosité ; aucun symptôme n'invitait à la réitérer. L'application
des sangsues n'avait pas un résultat plus favorable. L'émétique était également nuisible ,
il augmentait la faiblesse et le délire ; son
effet était encore plus mauvais lorsqu'il agis-

sait par le bas ; ces évacuations jetaient les malades dans un affaissement extrême. Après avoir observé que les remèdes généraux n'apportaient aucun amendement, et qu'ils exaspéraient quelquefois la maladie, nous en commencions souvent le traitement par le quinquina. On en donnait trois fois par jour deux gros en poudre délayés dans trois onces d'infusion de cette substance ; ce remède opérait dans peu de temps un changement favorable ; à mesure que les malades en faisaient usage, la fièvre diminuait, on voyait chaque jour que les paroxismes étaient moins violens, avaient une durée plus courte, et revenaient à des intervalles plus longs. Tous les symptômes diminuaient à proportion ; la maladie se bornait alors à cette affection morbide qui en caractérise son second degré ; les grands désordres qu'amène ordinairement sa troisième période, n'apparaissaient pas, ils n'éclatèrent que chez ceux qui n'avaient pas été soumis de bonne heure à ce traitement. Dans ce dernier temps, l'écorce péruvienne ne diminuait pas immédiatement la violence de la maladie ; ses bons effets n'étaient guères reconnaissables qu'au bout de quelques jours. Comme à cette époque, les malades ne pouvaient pas prendre cette écorce en substance, nous la donnions en décoction ; nous y ajoutions les cordiaux, les astringens lorsque ces médicamens étaient appropriés aux symptômes. En même temps, nous employons les rubifians aux extrémités, ainsi que les frictions stimulantes sur la périphérie du corps. Par ces différens moyens, nous parvînmes à sauver plusieurs personnes dont on avait désespéré la guérison. Quoique la maladie fût grave, elle cédait à ces remèdes; la mortalité ne fut pas à proportion du nombre des malades et de la nature allarmante des symptômes; sur plus de quarante qui me furent confiés, il n'en périt que trois; tous les autres recouvrèrent pleinement leur santé dans plus ou moins de temps. La durée de cette fièvre était toujours d'environ trois semaines, il était difficile de distinguer le moment où elle commençait à décliner; ce changement se faisait souvent vers le 15.me jour; mais il n'était guères sensible. Le premier signe de rétablissement se reconnaissait au retour de la sensibilité du goût; les malades qui peu auparavant prenaient tous les remèdes sans répugnance, commençaient à les rebuter; ensuite la langue se nétoyait, les pétéchies s'éffaçaient, le pouls perdait de sa fréquence, et devenait plus fort à proportion; la raison prenait insensiblement la place du délire. Les autres circonstances de sa terminaison n'étaient guères remarquables; elle se dissipait tout doucement sans aucune évacuation critique, et à peu-près de la même manière qu'elle s'était formée. MM. les docteurs Lautard et Niel, médecins distingués de Marseille, vinrent à Martigues pour prendre des renseignemens sur la nature de cette maladie; ces Messieurs eurent la bonté d'accueillir mes observations, et d'approuver les moyens que j'avais employés pour la combattre.

§ V.

Traitement de la fièvre ataxique á type, remittent et intermittent.

Ici nous sommes obligés de comprendre ces deux sortes de fièvres dans le même traitement ; la division que nous en avons faite au chapitre du diagnostic, n'est fondée que sur l'ordre du retour des accès ; cette division était nécessaire pour la connaissance de ces maladies ; mais elle n'est d'aucune utilité dans la pratique. De nombreuses observations cliniques ont fait voir qu'il y avait entr'elles une grande identité de principe, et que malgré la différence de leur caractère, elles cédaient souvent aux mêmes moyens curatifs. D'après des principes de doctrine généralement adoptés par les pathologistes, les remèdes généraux conviennent rarement pour la curation de ces deux espèces de fièvres. M. le professeur Voullonne dit que ces remèdes n'étant pas ici d'une nécessité directe, on doit les supprimer sans restriction toutes les fois que la violence des accès menace la vie du malade. Le savant Alibert démontre que ces sortes d'affections rentrent spécialement dans le domaine de la médecine agissante, et que l'indication fondamentale est de soutenir les forces, et de prévenir le retour des accès par le quinquina. Cette règle générale n'est pas néanmoins sans exception. Le médecin Lautter rapporte que la fièvre pernicieuse qui régna à Luxembourg en 1759, était souvent compliquée d'inflammation, et que les saignées étaient très-salutaires. D'après le récit de M. Raymond, celle de Middelbourg s'annonçait avec de symptômes d'embarras gastriques, les vomitifs en favorisaient merveilleusement la guérison. Mais comme l'observent Morton, Werlhoff, Sénac, avant d'employer ces secours, il faut toujours prendre conseil du danger attaché aux accès pernicieux. Si les phénomènes qui caractérisent ces accès présentent une grande intensité, et que l'on puisse raisonnablement présumer que l'accès suivant pourrait devenir funeste, on doit alors perdre de vue tous les moyens préliminaires ; parce que le temps que l'on mettrait à préparer le malade serait bientôt suivi de l'accès mortel. Les règles les plus sûres que l'on puisse suivre en pareilles circonstances, c'est de chercher à supprimer ou à affaiblir cet accès par le moyen de l'écorce du Perou. Tout le succès du traitement dépend ici de l'obstacle que l'on met contre l'abord d'une irruption future, et l'expérience nous a appris que cette écorce s'opposait éfficacement à l'arrivée de cette nouvelle irruption. Aussi dans la fievre vraiment pernicieuse, sans ce secours puissant, les autres moyens seraient presque toujours inutiles. Quant au moment favorable de placer avantageusement l'administration de ce remède, tous les médecins s'accordent à dire qu'il faut le donner dans les temps de la remission ou de l'intermission des accès ; ces momens se reconnaissent toujours à l'affaiblissement des principaux symptômes, au retour des secrétions et des forces. Dès qu'on apperçoit ces heureux changemens, on peut être assuré que le danger de l'accès présent est passé ; c'est alors qu'il faut se hâter de prévenir l'accès futur par la prompte administration du quinquina ; si cet accès arrive encore, on attendra sa déclinaison ou sa disparition pour revenir à l'usage du fébrifuge , et ainsi successivement. Les praticiens conseillent même de l'employer encore quelque temps après la guérison, afin de prévenir les rechûtes de la fièvre. Pour ce qui regarde la dose de ce remède, on peut la régler d'après l'âge et la violence des symptômes que la maladie présente. Dans les cas les plus graves, M. Alibert la fixe à six gros jusqu'à une once. M. Voullonne assure même que si cette dose n'opère pas, une plus grande n'opérerait pas mieux ; cependant, M. le professeur Bosquillon dit que dans ces cas on peut hardiment en donner jusqu'à deux onces dans vingt-quatre heures, sans attendre le temps de la remission ; et suivant M. le professeur Baumes , on doit en prescrire autant que l'estomac peut en supporter. La nécessité de recourir à de pareilles doses de quinquina , se déduit de la grandeur du danger que le malade a couru durant l'accès précédent, et de la crainte que l'on peut avoir sur le danger qu'il peut courir dans l'accès prochain. Si les symptômes sont modérés , la dose doit être moindre ; on doit alors proposer de faire . disparaître les paroxismes d'une manière graduelle ; cette méthode convient sur-tout dans le traitement de la fièvre ataxique continue ; l'ex-

périence nous a appris qu'on ne pouvait pas
arrêter brusquement le cours de cette fièvre,
tandis qu'on parvient tous les jours à supprimer
promptement le cours de celle qui est intermittente, en prévenant le retour des paroxismes.
Après qu'on a jugé la quantité necessaire de
quinquina que le malade doit prendre dans le
temps de la rémission ou de l'apuexie, les
praticiens conseillent de diviser cette quantité
de manière que le tiers ou la moitié soit prise à
une distance la plus éloignée possible de l'accès
que l'on veut prévenir, et de donner ensuite
le restant par fraction successivement décrois-
sante avant l invasion de cet accès. Le célèbre
Torti, médecin d'une expérience très-éclairée,
prétend que cette prennère prise est la seule
sur laquelle on doive compter le plus, et
que les suivantes, quoique données avant
le retour du paroxisme, se rapprochent trop
de lui pour qu'on puisse établir sur elles une
grande confiance. La forme la plus convenable pour administrer l'écorce du Perou,
est de l'employer en poudre délayée dans
l'eau pure ou dans un véhicule approprié ; on
a observé que de cette manière elle conser-
vait mieux son énergie médicamenteuse et était
plus efficace que sous toute autre préparation.
Administrée seule, cette écorce suffit ordinairement pour combattre les accès de la fièvre ataxique ; mais lorsque cette fièvre est compliquée
d'affections gastriques et que l'état de faiblesse
ne permet pas d'employer les évacuans, plusieurs praticiens y associent quelques substances
laxatives. M. le docteur Mead y ajoute une
petite potion de rhubarbe, et assure que cette

addition augmente plutôt qu'elle ne diminue
l'opération du fébrifuge (27). Lancisi dit avoir
obtenu de très-bons effets de cette combi-
naison (28). Dans les cas où la fièvre ataxique
était accompagnée d'accidens spasmodiques,
on a uni avec avantage l'opium, le musc, l ether
sulphurique au quinquina. Cette union est surtout convenable quand le malade le rejette par
le vomissement. On peut aussi y joindre les
cordiaux, si l'atonie des forces vitales réclame
l'emploi de ces remèdes. Mais il n'est pas
inutile d'observer que la plupart de ces accidens
sout symptômatiques, et qu'ils cèdent plutôt
à l'action du quinquina qu'à tous les autres
moyens secondaires; aussi c'est toujours sur
les vertus de ce médicament que le médecin
doit mettre sa plus grande confiance. Depuis
quelques années MM. Pelletier et Caventou
sont parvenus à extraire de l'écorce du Peiou un
principe qui paraît avoir la même propriété
fébrifuge que la substance elle-même; ils ont
donné le nom de sulfate de quinine à cette
nouvelle production chimique. Nous en avons
fait usage dans presque toutes les circonstances
où le quinquina en nature nous paraissait être
spécialement indiqué, et nous avons constamment reconnu qu'elle remplissait parfaitement
la même indication. Nous pouvons en rapporter
une preuve assez remarquable. Pendant l'été
de 1826 les côtes de Carry et de la Couronne
furent infectées d'une espèce de fièvre maligne

---

(27) Avis et préceptes de médecine, chap. I, sect. VIII,
trad. par M. de Puissieux.
(28) Part. I, pag. 235, n.° 36.

d'un caractère très-pernicieux. Cette fièvre
prenait différens types ; elle était tantôt sub-
continue , tantôt rémittente et tantôt intermittente ; ses redoublemens étaient souvent accompagnés de vomissemens bilieux et de dé-
voiemens dissentériques. Quelquefois il survenait une hémorragie du nez qui durait à
diverses reprises presque tout le temps du
paroxisme. Pendant ce temps il apparaissait
des taches pétéchiales pourprées ou livides ;
les malades éprouvaient des crampes et des
engourdissemens douloureux dans les membres,
la plupart se plaignaient d'une grande douleur
dans la région lombaire ; cette douleur était
surtout particulière aux femmes qui avaient
fait des enfans ; elles disaient n'en avoir jamais
ressenti d'aussi cruelles dans le travail de
l'accouchement. Parmi les jeunes gens il y en
avait qui éprouvaient un point de côté semblable à celui d'une pleuresie très-grave ;
quelques-uns étaient tourmentés par une cardialgie violente ; chez d'autres , c'était une
céphalagie fort intense. L'assoupissement ca-
rotique était chez les vieillards le symptôme
prédominant ; les enfans avaient quelquefois
des convulsions terribles. Quoique accompagnée
de différens symptômes , cette fievre cédait
aux mêmes remèdes ; les acces etaient d'abord
très-violens , il n'était guère possible d'employer des moyens préparatoires. Dans le plus
grand nombre de cas , le danger paraissait être
si imminent dès le premier ou le second paroxismes, que le malade n'aurait probablement
pas résisté à un troisième , s'il avait été aussi
violent que les précédens. Pour obvier à ce

danger, nous prescrivions de suite le sulfate de quinine. La première dose de ce remède était pour les adultes de dix à douze grains ; le lendemain nous la réduisions du tiers et le sur-lendemain de la moitié. On donnait ces doses par fraction pendant le temps de la déclinaison ou de l'intermission de la fièvre. Si ces temps étaient courts, on avait soin de rapprocher les prises et de les rendre plus fortes. Lorsque le pouls était fort, plein, ou dur, nous faisions une ou deux saignées avant ou en même temps que nous employions le fébrifuge ; et quand il était petit, lâche ou faible, nous donnions ce remède sans aucune préparation préalable. L'accès qui survenait après l'administration de la première dose, arrivait ordinairement avec un appareil de symptômes beaucoup moins ef-frayans, et s'il en revenait un autre après la seconde, il se montrait encore sous une forme beaucoup plus douce et ne durait pas long-temps ; c'était souvent le dernier. Le succès de ce traitement fut si grand, que pendant la durée de l'épidémie, il ne périt personne sur le nombre d'environ 300 malades que je vi-sitai (a). Il n'y a pas de doute cependant qu'elle n'eût été funeste à beaucoup de monde, puis-que les individus qui en furent atteints et qui

---

(a) Malgré tous ces succès, un homme plein de malice et de très-mauvais regard, amplement connu à Martigues par ses grandes fourberies, ses restitutions et son extrême dupli-cité, alla effrontement chez plusieurs malades pour detourner leur confiance. Au moyen de ses perfides suggestions, cet in-signe hypocrite est souvent parvenu à tromper la bonne foi des gens ; mais dans cette occasion personne n'en fut la dupe. Le public méprisa avec indignation toutes les menées de ce vil intrigant.

ne reçurent pas les mêmes secours , en mou-
rurent promptement. En septembre, la maladie
avait beaucoup perdu de sa férocité ; elle passa
ensuite peu à peu en fièvres intermittentes sim-
ples , ces fièvres devinrent même générales
dans le mois d'octobre. Mais à cette époque les
acces n'étaient accompagnés d'aucun signe de
malignité. Elles continuèrent ainsi leur cours
jusqu'à la fin de l'année ; les froids de janvier
suivant mirent presque fin à cette calamité.

D'après les divers bruits qu'on avait répandus
sur la nature de cette épidémie , il vint sur les
lieux une Commission de Médecins de Marseille pour en prendre connaissance. Ces Médecins décidèrent qu'elle avait été produite
par les exhalaisons des eaux stagnantes et des
algues maritimes qui se trouvent entassées depuis des siecles sur le rivage de la mer. Nous
ne contesterons pas que de pareilles émanations
ne puissent quelquefois occasionner la fièvre
ataxique ; mais nous nous permettrons d'observer qu'elles ne donnent guères naissance à
cette maladie que lorsqu'elles sont accom-
pagnées de la chaleur humide de l'air atmos-
phérique , et nous ne manquerions pas d'auto-
rités respectables pour étayer cette observation.
Dans un mémoire qui a été couronné par l'académie royale des sciences de Lyon , M. Julia
démontre d'après un grand nombre d'expé-
riences chimiques , que les miasmes des maré-
cages les plus infects ne contiennent pas autre
chose que les principes constituans de l'air le
plus pur. Or , si cette démonstration est juste ,
comme il ne faut pas en douter , à quel principe
peut-on attribuer les effets délétères de ces

miasmes ? En admettant même que le gaz qui s'évapore des endroits uligineux entraîne avec lui des matières putrides, il est éprouvé, dit le savant Alibert, que pour que ces matières soient véritablement préjudiciables à la santé de l'homme, il faut qu'elles stagnent dans des lieux bas et peu aérés, où l'humidité se trouve sans cesse combinée avec une certaine quantité de chaleur. D'après cela, il ne serait pas probable que l'épidémie des fièvres pernicieuses qui a régné dans les contrées de Carry et de la Couronne ait été produite par une pareille cause, puisque la plus grande partie de ces contrées se trouve très-élevée et située de manière que tous les vents y passent sans obstacle. De tous les temps les médecins ont reconnu que la constitution chaude et humide de l'air, était dans tous les pays et sous tous les climats capable d'engendrer des maladies fébriles de très-mauvais caractères, sans le concours d'aucune influence marécageuse. Suivant M. le professeur Dumas, dont l'autorité a beaucoup de poids, cette constitution contribue puissamment à la génération des germes contagieux et nous dispose à l'action de ces germes en diminuant nos forces. M. Cassan qui a parcouru les Colonnies en observateur attentif, attribue la fièvre pernicieuse qu'on voit en hiver dans la Zone torride, à la chaleur humide qui y régne dans cette saison. D'après les judicieuses remarques du docteur Lind, les épidémies fiévreuses qui régnèreut dans la Grande Bretagne en 1765 et 1766, furent occasionnées par les brouillards de la mer que le vent d'Est entraînait dans cette île. Et nous sommes très-fondés

à croire que celle qui a régné sur les côtes de
la Couronne et de Carry en 1826 a été produite
par une semblable cause. Si les gens de l'art
qui furent joindre la Commission de santé,
avaient été sur ces côtes pendant que la maladie
etait dans sa fureur, et qu'ils eussent été capables de faire attention aux circonstances du
temps qui y donnait lieu, ils auraient un peu
mieux mérités la reconnaissance que cette
Commission demanda pieusement pour eux.
Le public apprit avec étonnement par la voie
des journaux que je n'avais eu aucune part à
cette singulière gratitude ; mais il en a ignoré
le motif, il convient de le lui faire connaître.
Lorsque la Commission de santé vint à Carry,
M. le Maire de Martigues fut chargé de nous
l'annoncer. Au lieu de m'en donner avis, ce
magistrat m'adressa un petit billet conçu en
ces termes : « *Monsieur — En vertu des ordres*
» *supérieurs que je viens de recevoir de M.*^r
» *le président du comité de salubrité du dépar-*
» *tement que je ne puis différer de vous com-*
» *muniquer ainsi qu'à Messieurs vos collègues,*
» *je vous invite de vous rendre de suite chez moi.*
» *Martigues le 22 8.*^{bre} *1826 à 8 h.*^{re} *3/4 du*
» *soir (b). Le Ch.*^{lt} *Roustan, Maire.* » A la
réception de ce billet, je répondis à M. le
Maire, qu'aussitôt qu'il m'aurait donné connaissance des ordres qu'il avait reçu me concernant,
je m'empresserais d'y répondre. C'est à cause

____

(*b*) De suite — chez moi — à 9 heures du soir.
    Quel ton ! quelle heure ! quel lieu ! — Je laisse au lecteur
le soin de les faire concorder avec l'esprit d'intérêt qu'inspire
l'humanité souffrante, et le besoin qu'a l'administrateur sage
d'activer le zèle de ceux qui peuvent la secourir ! ! !

de cette réponse , dit-on, que la Commission ne me comprit pas dans sa généreuse recommandation. Par rapport au motif, il y a eu grand nombre de personnes honorables qui m'en ont fait les plus grandes félicitations. Si je voulais tirer quelque vanité de ces sortes de complimens, il me serait facile de faire voir que je n'ai rien perdu au change.

CHAPITRE V.

Traitement hygiénique de la fièvre ataxique.

§. I.

La manière de nourir les malades contribue beaucoup à leur guérison. On voit dans l'histoire de la médecine de M. Leclerc que les anciens médecins comptaient principalement sur le régime diéletique pour la curation des maladies fébriles ; ils ne permettaient guères que des alimens liquides (29). Ce régime est indispensable dans le traitement de la fièvre ataxique, et doit être varié suivant les lieux, les saisons et les différens caractères de la maladie. Si elle se manifeste avec des symptômes d'irritation, on doit chercher à les appaiser par des boissons anti-phlogistiques, telles que l'eau de poulet, le petit lait, les émulsions douces. L'eau froide pure ou agréablement adoucie avec

____

(29) Part. II, liv. IV, sect. II, chap. IV.

quelque sirop est, d'après les observations du docteur Grant, une boisson bien appropriée aux circonstances qui réclament une diète rafraîchissante (3o). Quand la faiblesse indique la nécessité de recourir à des substances fortifiantes et nutritives , on emploit les crêmes de riz, d'orge, du pain, sucrées et aromatisées avec les eaux de fleur d'orange, de canelle, de mélisse ; les bouillons de viande légèrement soumoulés et auxquels on a ajouté pendant la coction quelques plantes potagères au goût du malade , sont également très-convenables. Dans ce cas, on prescrira pour boisson ordinaire, l'eau vineuse, l'orangeade, la limonade, mélées avec quelques sirops aromatiques ou de quelque liqueur spiritueuse ; il convient même quelquefois d'entremêler ces différentes boissons de petites doses rapprochées d'un vin généreux. Pringle et plusieurs autres médecins du premier rang, assurent que c'est le plus puissant cordial dont on puisse faire usage, lorsque le caractère typhoïde est spécialement prononcé. Mais il n'est pas inutile d'observer ici que pour ce qui concerne les secours alimentaires également convenables, on doit un peu suivre les goûts des malades. Celse conseille de leur en laisser le choix, et de préférer ceux qui leur sont les plus agréables, lors même qu'ils nous sembleraient moins avantageux (3i). Hypocrate, ce grand législateur

---

(3o) Réflexions sur la nature des fièvres , part. II, trad
de l'anglais par M. Lefèvre de V.
(3i) Lib. IV., cap. XVI.

de la médecine, va même jusqu'à leur accorder ce qui nous paraîtrait devoir leur causer quelque préjudice, pourvu, dit-il, que ce préjudice soit facile à réparer (32). Le docteur James Sims, homme plein d'esprit, dit que l'estomac appette rarement quelque chose qui ne lui soit pas avantageuse, quoique l'avantage ne soit pas d'abord sensible au médecin ; et que même dans le cas où il appette quelque chose que le médecin croit préjudiciable, il y a à parier dix contr'un en faveur de l'estomac, et que le médecin se trompe (33). D'après ces observations, nous croyons pouvoir poser en principe, que dans la fièvre ataxique, la nature nous donne souvent des appetits pour notre plus grande conservation, et qu'il convient de satisfaire prudemment à ses desirs.

Pendant qu'on s'occupe à rétablir les forces du malade par des médications toniques et un régime confortatif, il faut lui inspirer du courage, le tenir propre, le changer souvent de linge, aerer son appartement, et ne pas permettre qu'il y ait plusieurs personnes à la fois. Si par ces différens moyens, on ne parvient pas à ramener le mouvement tonique à l'état d'énergie qu'il doit avoir, et que la débilité soit accompagnée d'accidens qui fassent craindre l'extinction des forces vitales, il faut recourir à des secours plus

---

(32) Épid., liv. VI.

(33) Observ. sur les malad. épid. avec des remarq. sur les fièv. nerv. et malignes ; constitution I, chap. II, trad. de l'anglais par le médecin Jaubert.

puissans. Dans cette extrêmité, plusieurs médecins conseillent de laver tout le corps avec
de l'eau froide ; outre ces lotions, le fameux
Theden, chirurgien prussien, fait appliquer
sur le scrotum et sur le bas ventre des com-
presses imbibées d'eau froide (34). L'intrépide
James Sims, fait tirer le malade du lit, il
l'envellope d'un vêtement assez mince, l'ex-
pose ainsi à l'air jusqu'a ce que les frissons
par tout le corps, et le claquement des dents
avertissent que le froid a fait impression (35).
Ces médecins assurent avoir obtenu les résultats les plus avantageux de ces moyens
extraordinaires. Cependant, M. Pinel observe
qu'il faut les répéter avec prudence, afin de
ne point produire un effet contraire, et finir
par éteindre un reste de vie qui peut-être
n'est plus susceptible de réaction. Ce savant
professeur, dit qu'on peut provoquer avec
plus de sûreté l'excitation et la rubéfaction
de la peau à l'aide des sinapismes, des vésicatoires ambulans ; à l'aide des fomentations
faites avec la flanelle sur les pieds et les
mains ou par les frictions sèches (36). En
telles circonstances, l'aspect des malades est
très-allarmant ; mais on ne doit pas toujours
s'effrayer de ces apparences ; on a vu quelquefois que le courage intelligent et sage
avait été récompensé par de grands succès.

---

(34) Progrès ultérieurs de la chirurgie, sect. 22, trad.
de l'allemand par M. Chayrou, Bouillon 1777.

(35) Observ. sur les malad. épid. avec des remarq. sur
les fièv. nerv. et malig., chap. V, constitut. IV, trad. de
l'anglais par M. le méd. Jaubert.

(36) Nosographie philosophique, ordre V, § III.

CHAPITRE VI.

Durée et terminaison de la fièvre ataxique continue.

§ I.

Il n'est guère possible de fixer la durée de cette fièvre, elle varie beaucoup; son cours est ordinairement très-long. M. Lieutaud, dit que ce n'est guère qu'au bout de vingt jours qu'elle passe à un état meilleur; selon M. Pinel, elle dure souvent jusqu'au 4.me septenaire; on l'a vue quelquefois se prolonger au-de-là de deux mois. Quelle que soit d'ailleurs l'époque de sa terminaison, elle se fait toujours trés-lentement par une diminution successive des symptômes et rarement par des évacuations critiques. Parvenue au temps de la déclinaison, tout rentre insensiblement dans l'ordre; le pouls reprend peu-à-peu son rithme naturel, les organes s'occupent de leurs fonctions, la peau s'assouplit et se couvre d'une douce moiteur, la bouche s'humecte, l'appetit revient, l'estomac reçoit les alimens avec plaisir, le peu de force qu'il y a se distribue également par tout le corps, le malade éprouve un sommeil tranquille, change facilement de position, il commence à jouir de tous ses sens et de tous les phénomènes de la vie. Mais il n'en est pas ainsi, lorsque la maladie a résisté à tous les secours de l'art; les noirs symptômes dont elle continue de s'entourer font assez

voir qu'elle tend à une fin malheureuse ; cette
fin est ordinairement annoncée par une éner-
vation extrême de toutes les facultés physiques et morales ; l'esprit s'éloigne, le pouls
s'abat, il devient petit, profond et convulsif ;
le visage pâlit, ses traits se décomposent ;
les yeux sont caves, obscurs et larmoyans ;
la voix s'éteint, la bouche se dessèche, la
déglutition est difficile, l'estomac ne peut
plus rien recevoir, la respiration devient peu-
à-peu stertoreuse, les extrêmités se refroi-
dissent ; le malade est alors dans un état
d'insensibilité et de stupeur profonde ; il
reste toujours couché en supination, les jambes
étendues et écartées ; on n'apperçoit plus
qu'un peu de vie dans le mouvement du cœur ;
tout dénote que la nature est au bout de ses
forces et qu'elle est prête à succomber.
Bientôt après la mort, le cadavre tombe en
putréfaction, l'infection qu'il répand est dangereuse ; il est prudent de l'inhumer le
plutôt possible.

§ II.

Les fièvres ataxiques à type remittent et
intermittent ne durent pas aussi long-temps ;
elles se terminent plus souvent d'une manière
heureuse après l'administration du quinquina ;
quelquefois cependant on les voit finir par
la mort en peu de jours. Le danger qui les
accompagne est toujours très-grand, et souvent
très-prompt. M. Voullonne, dit, avec raison,
que l'accès d'une subintrante pernicieuse est
de toutes les maladies fébriles, celle qui dans
le moins de temps met la vie du malade

dans le plus grand péril. On a vu des épidémies de ces fièvres où le 4.me accès était infailliblement mortel, et elles finiraient presque toujours de cette manière, si on n'en arrêtait promptement les progrès par l'usage convenable du fébrifuge, il arrive néanmoins que ce remède ne fait que changer leur caractère ; de malignes qu'elles étaient, elles passent à l'état de la fièvre lente et nerveuse ou à celui d'intermittente simple. Ce changement est toujours favorable ; il ne fait que retarder de quelque temps le retour de la santé.

Convalescence.

§ III.

La convalescence qui succède à la fièvre ataxique est toujours très-longue, et exige beaucoup de ménagement de la part du malade. On doit le ramener à l'usage des alimens avec précaution ; il faut toujours commencer par une petite quantité à la fois, l'augmenter ensuite peu-à-peu et à mesure que les forces digestives se rétablissent. La moindre faute du régime peut occasionner des rechûtes ou des accidens fâcheux. Pendant qu'on ménage le malade du côté de la nourriture, on doit lui recommander de se tenir bien habillé ; de ne pas s'exposer au grand soleil ; il devra également éviter l'air froid et humide. Le médecin prescrira les autres moyens hygiéniques qui seront indiqués par les circonstances.

FIN